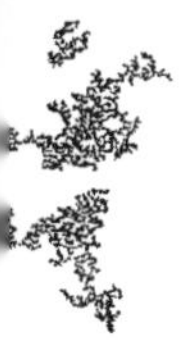

Gauthier

T 19
262

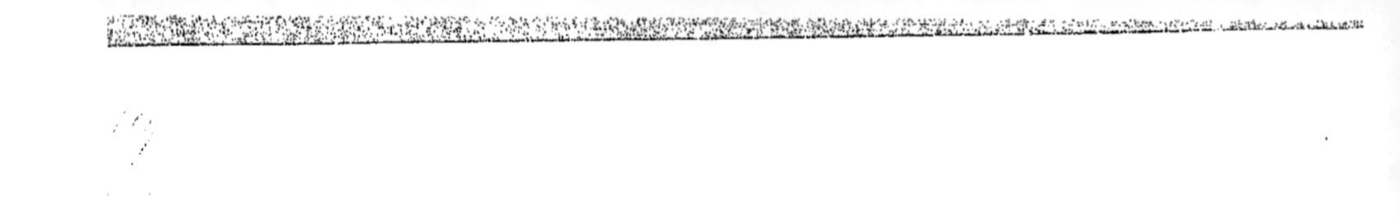

BOUCHERIE CHIRURGICALE

RÉPRIMÉE ;

CONSIDÉRATIONS SOCIALES SUR LES ATTENTATS
DE LA MÉDECINE PARISIENNE CONTRE LA VIE DES ANIMAUX.

PAR

AUBIN GAUTHIER.

Prix : 1 fr. 50.

PARIS,

A L'ADMINISTRATION DE LIBRAIRIE,
Rue Notre Dame-des-Victoires, 26,

ET AU BUREAU DE LA REVUE MAGNÉTIQUE,
Rue Bréda, 28, avenue Frochot, 3.

OCTOBRE 1846.

BOUCHERIE CHIRURGICALE

RÉPRIMÉE ;

CONSIDÉRATIONS SOCIALES SUR LES ATTENTATS DE LA MÉDE-
CINE PARISIENNE CONTRE LA VIE DES ANIMAUX.

OBSERVATIONS PRÉLIMINAIRES.

Les journaux de Paris ont donné, en Avril dernier, une nouvelle qui a été accueillie avec bonheur par tous les honnêtes gens, les philosophes et les amis de l'humanité.

« Une grande et sérieuse société, prenant le titre de
» SOCIÉTÉ PROTECTRICE DES ANIMAUX, vient de se cons-
« tituer, à Paris, à l'instar des sociétés du même genre de
» Londres et de Munich, par les soins et la persévérance
» de M. Parisot de Cassel.

» Le règlement de cette société, en vingt-neuf articles
» simples, mais clairs et positifs, vient d'être approuvé par
» le Gouvernement. Son but est de poursuivre, par tous les
» moyens, la répression des mauvais traitements exercés
» sur les animaux.

» Le nombre de ses membres est illimité. M. le docteur
» Pariset a été élu président; M. le docteur Flandin, vice-
» président; M. Parisot de Cassel est secrétaire pour l'É—
» tranger; M. Ramont, secrétaire pour l'Intérieur.

1

» Enfin, au nombre des membres on remarque M. Mol,
» M. le comte Léon de Laborde, M. le baron de Curnieu,
» M. Faber, Conseiller d'état russe, M. Jacquemin, Rédac-
» teur du journal *l'Epoque* (partie agricole). »

Nous pensons que la constitution de cette société est un acte providentiel, et que le Gouvernement ne pourra mieux faire que de seconder ses travaux, car il y a longtemps que les hommes charitables gémissent inutilement devant des faits atroces de la nature de celui que *Le Droit* rapportait le 19 septembre dernier, et que voici avec ses réflexions :

« On sait qu'il existe en Angleterre un bill qui punit d'a-
» mende et d'emprisonnement les coups portés aux ani-
» maux, quand ils dépassent une certaine mesure ; une so-
» ciété s'est formée pour veiller à l'application de ce bill.
» Rien de semblable n'existe dans notre législation ni dans
» nos mœurs, et pourtant nous pourrions, sans faire
» preuve d'orgueil, prétendre n'être pas plus cruels que les
» Anglais.

» Toutefois, il faut le reconnaître, il se passe publique-
» ment parmi nous des scènes de brutalité dont les animaux
» sont les victimes, et qui restent très-souvent à réprimer.

» Hier encore, sur la commune de Montrouge, un char-
» retier a tellement accablé de coups un cheval attelé à un
» tombereau qu'il conduisait, que cet animal est resté mort
» sur la place. Mais cette fois heureusement les témoins de
» cette scène sont intervenus, et le charretier, désigné à M. le
» Commissaire de Police de la commune, a été mis en état
» d'arrestation.

Il est certainement à souhaiter que tous les faits de ce genre soient portés à la connaissance de la Société protectrice des Animaux; mais sa tâche sera, suivant nous du moins, beaucoup plus grande qu'elle ne se l'est imaginé. Non-seulement elle aura à défendre les animaux contre la brutalité stupide de leurs propriétaires ou conducteurs, mais aussi contre les attentats calculés, prémédités et perpétrés auxquels se livrent, dans un prétendu intérêt de l'art, les chirurgiens de Paris. Non-seulement la coutume barbare d'étudier les actes du principe vital, en exerçant d'affreuses tortures sur les animaux, est depuis longtemps en usage à Paris, mais elle vient d'être considérée comme une chose indispensable et légale par le Congrès médical de 1845. On lit en effet, dans le recueil des actes de cette assemblée, une discussion qui donne l'idée des principes qui animent l'Ecole parisienne.

Dans la séance du 4 novembre, sous la présidence de M. Serres, il s'agissait de l'Enseignement particulier et de l'Enseignement public ou officiel. Le rapporteur de la Commission avait conclu à ce que le Congrès adressât aux Autorités compétentes la proposition ci-après, qui est le résumé de son opinion : « Mettre un local et tous les moyens. ma-
» tériels servant à l'enseignement pratique, à la disposition
» de tous les membres du corps médical ; » (Page 42.) en apparence, il n'y avait certainement rien là que de très-naturel ; on paraissait demander un complément et rien de plus. Mais de quoi se compose le complément désiré? C'est ce que grand nombre de nos lecteurs et M. le Ministre de l'Instruction publique lui-même n'apprendront pas sans surprise.

« Pour l'Enseignement dogmatique, dit M. le rapporteur
» Alexandre Thierry, il ne s'agit, pour le professeur, que
» d'avoir un local et des élèves. Mais pour l'Enseignement
» pratique, il faut les éléments de cet enseignement, c'est-
» à-dire des sujets, des ANIMAUX VIVANTS , pour l'anato-
» mie et la physiologie, etc., etc. »

Ainsi, pas d'anatomie possible à Paris, si l'on n'a pas d'animaux vivants! Dans quel but? Pourquoi faire? C'est ce que nous allons apprendre.

En effet, les membres du congrès n'étant pas aussi familiarisés les uns que les autres avec les expressions et les manières de voir de l'École de Paris, le docteur Auzias Turenne, tout en approuvant les intentions du Rapporteur, se

permit de lui dire : « Que la rédaction du rapport n'était pas
» assez positive relativement à l'enseignement de l'anato-
» mie et de la médecine opératoire. » Aussitôt le Rapporteur répond avec le plus grand calme et une parfaite séré-
nité : « Les professeurs particuliers n'ont pas de local suf-
» fisant ; nous demandons un local convenable, avec le
» matériel ; ces mots, *le matériel*, comprennent les cadavres
» et *les animaux vivants.* »

Ainsi, aux yeux de M. le Rapporteur et du Congrès, les
animaux vivants destinés à l'amphithéâtre sont un matériel
comme les chevaux, les vaches et les moutons servant à
l'exploitation d'une ferme! Nous verrons tout à l'heure
quelle différence il y a entre un cultivateur et un médecin
parisien ; puis, nous nous trouverons naturellement amenés
ensuite à examiner les rapprochements et les différences qui
existent entre les chirurgiens et les bouchers de Paris. A
l'écorché, les premiers sont peut-être supérieurs, mais on
verra que les derniers l'emportent en humanité et en dou-
ceur sur leurs confrères diplômés.

Ce qu'il est déjà nécessaire de remarquer, c'est que le
Rapporteur n'a point osé expliquer aux Autorités qu'un matériel anatomique ne se composait pas que de cadavres,
mais encore d'*animaux vivants ;* et le Membre observa-
teur ayant insisté pour qu'il fût bien expliqué que le mot
matériel s'appliquait aux cadavres et aux animaux vivants,
la contrariété du Rapporteur a été visible ; il a rougi lui-
même de la demande formulée au nom du Congrès ; il a
repoussé simplement l'objection, en disant : « Il est inu-
» tile, comme un membre l'a demandé, de prononcer, dans
» un article, le mot de *cadavre.* » (Page 46.)

Ainsi, la timidité du chirurgien parisien est telle, qu'il
craint de blesser les yeux de l'Autorité en formulant une
proposition où se trouverait écrit le mot *cadavre ;* mais il
n'en est pas moins assez hardi pour expliquer, dans les développements de cette proposition, qu'il lui faut non—seu-

lement des cadavres, mais encore des *animaux vivants* pour apprendre l'anatomie à ses élèves!

C'est sur ce grave et intéressant sujet, sur les projets qu'exécute chaque jour et que veut accomplir plus ouvertement la chirurgie parisienne, que nous appelons ici l'attention générale, celle de M. le Ministre de l'Instruction publique et de la Société protectrice des Animaux.

Nous rappellerons d'abord, à tous nos lecteurs, que depuis longtemps il est avéré et chaque jour constaté :

1° Que par le magnétisme on met en état somnambulique des individus qui voient à travers les corps opaques, particulièrement dans le corps humain, et qui peuvent ainsi démontrer et expliquer à tous les chirurgiens comment le principe vital s'affecte ou se dégage chez les personnes malades ;

2° Que par le même moyen on obtient également une complète insensibilité qui permet de faire les opérations chirurgicales les plus difficiles, sans douleur ni danger ;

3° Que par le somnambulisme, enfin, on peut s'assurer si une opération est opportune, nécessaire ou indispensable.

Nous avons aussi pour but, dans cet écrit, de mettre au grand jour les malheureux résultats de la résistance de la médecine parisienne à la pratique du magnétisme et du somnambulisme, non pas spécialement en ce qui touche l'humanité, mais plus particulièrement à l'égard des animaux et surtout du Chien, ce fidèle ami de l'homme, ce défenseur zélé des personnes et des propriétés ; ce compagnon des pauvres ; cet esclave soumis qui rend toujours le bien pour le mal ; cet Antigone des aveugles, ce compagnon de nos plaisirs et des premiers pas de notre enfance.

On pourra remarquer que nous n'avons pas gardé, dans les discussions qui vont suivre, cette réserve philosophique que l'on trouve dans nos ouvrages ; c'est qu'il y a temps pour tout. Nous nous étions fait un devoir de taire les noms des médecins les plus opposés au magnétisme, dans l'espoir

que la crainte d'être cités dans nos livres les ferait dévier
de la fausse route qu'ils avaient suivie ; mais ces procédés
généreux sont restés méconnus de la plupart des membres
du corps médical parisien, et le magnétisme est resté pour
eux un point de mire sur lequel ils dirigent l'opinion publique en le montrant comme le summum de l'imposture
et du charlatanisme.

Nommerons-nous donc aujourd'hui le chirurgien anti-
magnétiste qui se livre aux plus cruelles expériences sur
les animaux ? Pour une dernière fois, nous voulons bien
ne pas le faire encore ; mais nous montrerons en lui l'un
des professeurs les plus orgueilleux et les plus jaloux de la
Faculté de Paris ; nous prouverons qu'il est un des ennémis
les plus acharnés de toutes les découvertes ; nous justifie-
rons que ses expériences les plus vantées ont été fausses et
par conséquent inutiles ; nous démontrerons enfin que la
demande faite au Ministre de l'Instruction publique, par
le prétendu Congrès médical de France, de lui fournir des
Animaux vivants pour ses travaux anatomiques, est une in-
famie, une atrocité, un crime de lèse-humanité et socialité.

Nos lecteurs habituels et nos amis magnétiques trouve-
ront peut-être encore que dans cet opuscule nous avons mis
une virulence qui ne nous est pas ordinaire ; mais ils vou-
dront bien se souvenir que notre profession de foi est faite
à ce sujet depuis la publication de la *Revue magnétique*,
lors de laquelle nous avons annoncé qu'à l'avenir nous serions sans pitié pour les détracteurs du magnétisme.

Il y a un moment où la patience deviendrait de la fai-
blesse. L'indignation arrive, et les tableaux que trace un
écrivain ne sont plus les mêmes. Lorsque Cicéron parle devant le Sénat, il en appelle au jugement froid et sévère des
magistrats ; mais quand il s'adresse au peuple, il cherche
à l'enflammer du courroux qui l'anime (1). C'est le but au-

(1) Première et Deuxième Catilinaires comparées.

quel nous tendons ici, en faveur des animaux domestiques
si aimés et si recherchés, non-seulement parmi nous, mais
sur toute la surface du globe. Nous ne connaissons point
personnellement le médecin que nous allons attaquer, nous
n'avons aucune raison particulière de lui être hostile. Nous
voulons seulement presser l'accomplissement d'un acte de
charité sociale, et donner à la médecine parisienne une
dernière leçon qui la retienne à l'avenir dans ses démago-
gies professorales.

PARAGRAPHE PREMIER.

CARACTÈRE BYOLOGIQUE DE LA MÉDECINE PARISIENNE.

Dans l'Antiquité, les médecins ne pouvaient s'éclairer,
comme les hommes d'aujourd'hui, sur la structure du corps
humain et les fonctions de ses divers organes. Les Égyp-
tiens d'abord, et les Grecs après eux, avaient un très-
grand respect pour les restes mortels ; il fallait se cacher
pour explorer un cadavre, et on pouvait bien rarement se
le permettre.

A Démocrite et Aristote, qui se retiraient en des lieux dé-
serts et inhabités pour étudier la vie sur les corps morts,
Galien succéda six cents ans plus tard, et entreprit d'ac-
croître les connaissances chirurgicales par l'Anatomie des
Animaux.

Après le moyen âge, à la Renaissance, en 1550, floris-
sait Ambroise Paré, célèbre chirurgien. Les mœurs des
peuples avaient alors subi de nombreuses modifications;
des hôpitaux ouverts aux malades pauvres mettaient à la
disposition des médecins les cadavres de ceux qui y mou-
raient, et avant de les rendre à la terre on procédait à des

études anatomiques. Plus tard enfin, mettant à profit les connaissances reçues avant Hippocrate et transmises par lui, celles de Galien, d'Ambroise Paré et de ses successeurs, la chirurgie créa sur des bases aussi solides qu'intéressantes une anatomie fondée sur les rapprochements et les différences entre les hommes et les animaux. De là, ces admirables travaux androtomiques et zootomiques dont nous jouissons aujourd'hui, cette Anatomie Comparée qui fait à juste titre la gloire de la médecine moderne.

Le corps humain ainsi dépouillé, disséqué et analysé, les études de la médecine parisienne devaient naturellement se porter vers le principe vital et ses actes relatifs aux fonctions des différents organes du corps. Le magnétisme étant venu révéler une nouvelle puissance anthropoiétique, c'était bien le cas, pour les médecins modernes, d'examiner si la vie et l'âme sont, comme le disaient les anciens, deux choses expressément distinctes ; si enfin, comme le prétendait Mesmer, « le magnétisme considéré comme agent est un feu invisible. » (Proposition 13.) Mais les Commissaires du Roi nommés en 1784 ne comprenant rien à la recherche d'un agent qu'on ne peut pas voir, déclarèrent qu'il n'existait pas !

Après la Vie, qui use sans cesse le corps dont l'âme est conservatrice, il restait à se demander quelle était la nature de l'âme elle-même, et l'apparition du somnambulisme était bien de nature à éveiller l'attention des physiologistes, médecins ou savants. Mais la médecine parisienne n'admettant pas qu'il puisse exister un sixième sens influant sur les cinq autres ; chaque sens ayant, suivant elle, son organe spécial ; chaque organe son emploi, elle fit comme les savants de 1784 et trouva inutile de rechercher si l'âme humaine, qui se concentre si souvent pour compter avec elle-même, ne pourrait pas exercer la même action sur la matière, c'est-à-dire VOIR le corps auquel elle est attachée ?

« Il n'y a rien de si admirable que de voir l'âme par l'âme elle-même, disait Cicéron. »

— Langage incompris par la médecine parisienne. Une âme qui se voit! Est-ce qu'une âme a des yeux?

CICÉRON : « C'est le sens de l'Oracle qui veut que chacun » se connaisse. Quand l'oracle nous dit : CONNAIS-TOI TOI-» MÊME! il entend : connais ton âme. Votre corps n'est, » pour ainsi dire, que le domicile de votre âme; tout ce que » vous faites, c'est votre âme qui le fait (1). »

LA MÉDECINE PARISIENNE. Comment, notre âme fait tout ce que nous faisons! qu'est-ce que cela veut dire? Ne voyons-nous pas au contraire que notre corps agit quand nous marchons, que nos bras s'étendent quand nous voulons saisir un objet?

Philosophie! pure philosophie! c'est-à-dire vaines paroles. On voit bien, grand Cicéron, que vous n'êtes ni médecin, ni chirurgien.

HIPPOCRATE. « Mais l'âme, pendant le sommeil, fait le » service du corps. »

LA MÉDECINE PARISIENNE. Voilà qui est bien plus absurde que les doctrines cicéroniennes. A entendre le philosophe romain, tout ce que nous faisons c'est notre âme qui le fait; mais au moins ne parlait-il que des actions de la veille, tandis que suivant vous, Hippocrate, l'âme PENDANT LE SOMMEIL fait le service du corps! C'est trop obscur pour nous; expliquez-vous mieux; nous n'y comprenons rien.

HIPPOCRATE. « Quand le corps repose, l'âme se met en » mouvement. »

LA MÉDECINE PARISIENNE. Une âme se mettre en mouvement! Cela ne se peut pas, puisque l'âme est attachée au corps et que celui-ci est retenu par le sommeil. Enfin, que fait-elle, cette âme?

HIPPOCRATE. « L'âme veille toujours. »

(1) Cicéron, Tusculanes, liv. Ier, § 29.

LA **MÉDECINE PARISIENNE.** Pour arriver à quel résultat? dans quel but?

HIPPOCRATE. « L'âme qui veille a une entière intelli-
» gence. »

LA **MÉDECINE PARISIENNE.** A quoi l'emploie-t-elle?

HIPPOCRATE. « Elle va d'un point à un autre, apprécie,
» s'inquiète, réfléchit; tout ce qui constitue les fonctions de
» l'âme et du corps, l'âme les fait elle-même pendant le
» sommeil (1). »

TOUS LES MÉDECINS ENSEMBLE. Ah! c'est du somnambulisme!

Puis, chaque médecin l'un après l'autre :

GARDEIL (traducteur d'Hippocrate). Tout ceci paraîtra
sans doute bien peu important (2).

BERTHOLLET. Je regarde la doctrine du magnétisme animal et la pratique à laquelle elle sert de fondement comme
parfaitement chimériques (3).

GALL. Tenez, tout cela m'a l'air de rêves et rien de
plus (4).

LARREY à M. de Puységur : Eh bien, est—ce que vous
magnétisez encore? et votre somnambulisme, y croyez-vous
toujours (5) ?

BERTRAND. Le magnétisme est une pure chimère (6).

Chaque académicien ensuite :

PREMIER ACADÉMICIEN. Qu'on me mette un cheval en
somnambulisme, et je croirai au magnétisme (7).

---

(1) Hippocrate, Traité des Songes.

(2) Voir Gardeil, traduction des œuvres d'Hippocrate, Traité des Songes, tome III, page 141.

(3) Voir la déclaration de Berthollet, Archives du Magnétisme,
tome Ier, page 190.

(4) Voir Histoire du Somnambulisme, tome II, pages 267 à 271.

(5) Voir idem, pag. 273 à 275.

(6) Idem, page 312.

(7) Dictionnaire des Sciences médicales, au mot Magnétisme.

DEUXIÈME ACADÉMICIEN. Je verrais tout cela que je ne le croirais pas (1).

TROISIÈME ACADÉMICIEN (président de l'Académie). Le magnétisme est une bêtise, et l'Académie ne doit pas s'occuper de bêtises (2).

QUATRIÈME ACADÉMICIEN. Il faut en finir avec le magnétisme, et le renvoyer avec la charge d'imposture qu'il mérite (3).

CINQUIÈME ACADÉMICIEN, professeur en Sorbonne. « Le « magnétisme est une prétendue méthode de guérir, qui n'a » le plus souvent pour objet que les spéculations, pour » soutien que la vogue, pour adeptes que des dupes (4). »

Telles sont les réponses que font ordinairement la médecine parisienne et ceux qui sont malheureusement imbus de ses principes, lorsqu'on leur propose un examen quelconque; tel est le résultat de leurs méditations devant les admirables découvertes qui se sont succédé en magnétisme depuis soixante-dix ans !

Si cependant les médecins l'avaient voulu, le somnambulisme leur eût épargné bien des travaux et fourni les moyens d'exécuter avec certitude et succès les opérations chirurgicales les plus embarrassantes et les plus compliquées. Faut-il tailler, sonder, faire une amputation quelconque? un somnambule, étant doué de vue à travers les corps opaques, dirigerait le chirurgien dans la route à suivre et dans la direction à prendre pour bien opérer et épargner les douleurs au malade. Bien plus encore, par le magnétisme on parviendra, en certaines occasions, et ainsi que l'on peut en fournir aujourd'hui des preuves irré-

(1) Histoire du Somnambulisme, page 407.
(2) Idem, page 378.
(3) Idem, page 380.
(4) Voir le discours qui a donné lieu, en partie, à cette discussion, plus loin, pag. 500 à 505, et 519.

cusables (1), à mettre un malade dans un état de complète insensibilité, pendant lequel l'opération aura lieu sans aucune
sensation ni douleur ! Certes, ce sont là des prodiges qui
valaient au moins la peine d'être vérifiés ; mais la médecine
parisienne n'en a tenu aucun compte.

Par quelle route prétend-elle donc arriver au summum
des connaissances byologiques? quels sont les moyens
dont elle se sert pour connaître les actes du principe vital
dans le corps humain et son action sur les nerfs? Le croirait-on? c'est en pratiquant sur de malheureux animaux
VIVANTS les plus épouvantables et les plus exécrables
opérations !

Hommes, ce n'est point assez pour eux que des êtres de
second ordre servent à leurs plaisirs, à leurs besoins
incessants; médecins, ils les écorchent VIVANTS, les dis-
sèquent VIVANTS, leur coupent un membre ou plusieurs
membres! et pour arriver à quel résultat? Pour examiner,
disent-ils, les fonctions des nerfs ; pour savoir s'il existe
bien des nerfs de sentiment et des nerfs de mouvement!
Depuis vingt ans bientôt que ces tristes expériences ont lieu,
la médecine et la pharmacie en sont-elles plus avancées?
non, on n'en guérit pas mieux ! les suites des opérations
chirurgicales n'en sont pas moins mortelles !

Peut-il donc en être autrement? LA perturbation morale
et physique jetée dans le corps d'un animal terrifié ne suffit-elle pas pour déranger et changer à l'instant les impul-
sions vitales, et n'est-ce pas une barbarie impardonnable,
une condamnable férocité, que de se faire bourreau quand
on a été créé maître et protecteur?

____

(1) Voir, Revue magnétique, tome Ier, page 397 et 507 ; et tome II,
page 270. — Voir encore le Journal de Cherbourg, du 24 septembre dernier, et l'Époque du 28 du même mois.

PARAGRAPHE DEUXIÈME.

—

CARACTÈRE ACADÉMIQUE DE LA MÉDECINE PARISIENNE.

En juin 1845, au sujet de quelques paroles échappées à M. le docteur Trousseau dans son Cours de Thérapeutique à la Faculté de Médecine, nous avons dit que l'enseignement magnétique était un véritable écueil pour la médecine parisienne, et qu'elle se renierait plutôt elle-même sur ce point que d'avouer sa défaite. Nous en avons donné, entre autres preuves, l'inexplicable conduite du très-honorable, très-estimable et très-savant professeur que nous venons de citer.

Personne ne lui avait demandé de venir initier et inviter ses élèves aux pratiques magnétiques et somnambuliques ; l'Académie, la Faculté ne l'y avaient certainement pas incité ; c'est de lui-même que nouveau Bertrand, nouveau Georget, nouveau Rostan , M. Trousseau prenait la parole et qu'il osait faire retentir pour la première fois les salles de la Faculté de ces mots inattendus : *Magnétisme thérapeutique !* Et alors, de déclarer positivement qu'il tient pour avérés les effets magnétiques — (il voulait dire somnambuliques, sa science n'allant pas jusqu'à soupçonner une différence entre les effets magnétiques et somnambuliques) ; — puis, ce qui est très-remarquable dans la bouche d'un professeur de Thérapeutique médicale, de ranger le magnétisme *au nombre des moyens curatifs !*

Ceci se passait à la première et à la seconde leçon ; mais tout à coup, à la troisième, alors qu'un auditoire avide était accouru pour ouïr des conclusions pratiques, M. Trousseau hésite, divague... RENIE ses propres paroles, et cet agent curatif qu'il avait classé parmi ceux de la Thérapeutique médicale, cet agent avéré, constant, incontestable, cet agent dont il avait dit : « *Vous obtiendrez, par lui, des résultats qui vous surprendront;* » il le met au dernier échelon de la pratique, et s'écrie piteusement : « *Toutes les fois que vous ne saurez plus que faire : magnétisez* (1). » Il était évident que les confrères du savant professeur avaient exercé sur lui leur système d'intimidation.

A chaque tentative qui se fait pour sortir du cloaque pharmaceutique où ils barbotent depuis si longtemps, les tartufes hippocratiques ne manquent jamais de se concerter en s'écriant : « Éteignons les lumières et rallumons le feu ! » En effet, le jour où la médecine magnétique occupera une chaire à Paris, le triomphe du magnétisme, celui de la vraie médecine hippocratique, et la véritable gloire du bon médecin seront assurés.

Parmi les hommes qui ont fait jusqu'à ce jour une guerre acharnée au magnétisme, qui ont employé tous les moyens possibles afin d'empêcher ses développements, il en est un qui se distingue et qui s'est toujours distingué par cette impertinence de mauvais goût qui dénote l'insuffisance et l'orgueil. Homme instruit, il ne croit pas qu'on puisse savoir au delà de ce qu'il sait lui-même ; professeur de médecine, sans faire de médecine ; opérateur, sans avoir de pratique chirurgicale, mais physiologiste studieux et persévérant, tous les moyens lui sont bons pour faire ses études. Bourreau de tous les malheureux animaux qu'il peut saisir, il les écorche vifs ; il leur coupe un membre, un nerf, pour voir,—il le croit du moins, — au milieu des horreurs de la douleur et

____

(1) Voir, pour plus de détails, Revue magnétique, tome Ier, pages 293 à 302, le Quatrième article sur la Nullité et l'Incapacité de la Médecine parisienne dans l'appréciation des faits et la solution des questions magnétiques.

de la mort, comment s'exécutent en eux les fonctions de la
vie. C'est en vain qu'on lui crie : « Toutes vos expériences
» sont trop cruelles et ne vous ont mené à rien. Essayez
» donc d'opérer sur des magnétisés que l'on a mis dans un
» état de parfaite insensibilité! Vous n'en serez que plus à
» votre aise ; vous rendrez la vie à vos malades, sans l'ache-
» ter aux dépens de pauvres animaux. » Prières inutiles!
voici sa réponse : « *Ces prétendues méthodes de guérir n'ont*
» *le plus souvent pour objet que les spéculations, pour soutien*
» *que la vogue, pour adeptes que des dupes* (1). »

Cet éteignoir des lumières magnétiques, ce type du vieil
homme, c'est un des princes de la médecine parisienne,
Professeur de Physiologie au Collège de France.

Depuis vingt ans ce prêtre sans foi d'une médecine
athée, vient aussi souvent qu'il le peut déposer sa bave
sur les degrés somnambuliques que la jeunesse des Écoles
essaye de franchir malgré lui. C'est en vain que les Georget et les Virey ont fait glorieusement amende honorable ;
lui, comme ces chiens hargneux qui aboient à toute occasion et contre tout le monde, il semble qu'il soit toujours
prêt à maudire les magnétiseurs et le magnétisme.

En 1826, le docteur Foissac avait proposé à l'Académie
royale de Médecine de Paris de nommer une commission
pour procéder à un nouvel examen du magnétisme. L'Académie se trouva aussitôt divisée en deux camps. Parmi les
membres qui vomirent alors l'injure contre Mesmer, ses
successeurs et sa doctrine, on ne trouve pas il est vrai le
Professeur de la Sorbonne, car sa conduite fut plus habile-
ment calculée; il émit une proposition particulière dont le
but devait amener de suite la terminaison des travaux et
faire avorter la Commission en rendant son examen inutile.

Il s'agissait, après bien des débats sur la question prin-
cipale, de savoir si la Commission serait spéciale ou per-

____

(1) Voir plus loin, pages 500 et 518, ce discours en entier.

manente. Or, le Physiologiste, appelé à donner son opinion, déclara : « Qu'il croyait à la convenance de l'examen, et qu'il ne se récuserait pas si on le nommait membre de la Commission ; *il se proposa même pour en faire partie...* (1).

Ainsi, après que d'autres membres étaient venus prétendre, l'un : « qu'avec le magnétisme on avait porté le » trouble dans la tête de la génération naissante, et qu'il ne » resterait bientôt plus qu'à fermer les Écoles, en attendant » qu'on les démolisse; » l'autre : « qu'il s'était bien con- » vaincu que depuis Mesmer tout, dans les effets que l'on » raconte, n'était qu'illusion ou déception; » celui-ci : » qu'une étude de VINGT ANS lui avait démontré qu'en » magnétisme les neuf dixièmes des faits sont controuvés; » celui-là enfin : « que le magnétisme, réduit à sa plus sim- » ple expression, n'offrait rien qui méritât examen (2); » au milieu de toutes ces protestations hostiles au magnétisme et contraires à la proposition d'un nouvel examen, le Physiologiste se lève et proteste dans un sens favorable. Non-seulement il croit que l'examen est de toute convenance, mais il ne se récusera pas si on le nomme membre de la Commission ; il va plus loin : *il se propose pour en faire partie!...* Certainement, on devrait penser et on ne peut pas s'empêcher de croire, au premier abord, que ce médecin est un philosophe qui ne se laisse point entraîner par les préventions de ses collègues ; il veut voir avant de juger, et il semble dire à l'Académie : « Je m'offre pour vous rendre un compte » exact de ce que vous voulez savoir. »

Malheureusement l'intention tartufienne du prince chirurgical perce dans les dernières paroles de son discours; il y soutient que ce n'est pas le cas de nommer une Commission qui rechercherait tous les cas magnétiques, mais seu-

(1) Foissac, Rapports sur le magnétisme, pag. 56.

(2) Voir les intéressantes discussions auxquelles la proposition de M. Foissac a donné lieu, pages 36 à 98 de son ouvrage.

lement une Commission qui vérifierait des cas spécifiés!
« Je pense, dit-il, que l'Académie aurait dû, quand
» M. Foissac a fait sa proposition, nommer tout simplement
» des Commissaires pour examiner les phénomènes qu'il
» pouvait avoir à présenter. Je vote en conséquence contre
» la proposition d'une Commission permanente et pour la
» nomination d'une Commission de trois membres. » Pourquoi cette différence? c'est que la première Commission se
trouvait chargée d'une mission générale dont le résultat,
s'il était favorable, pouvait admettre le Magnétisme parmi
les sciences, tandis que l'autre Commission, n'ayant à juger
qu'un fait ou plusieurs faits, chacun se trouvait encore en
position de soutenir avec l'homme aux VINGT ANS d'études
magnétiques : que les neuf dixièmes des faits étaient controuvés!

Au surplus, laissons ces suppositions, voyons les faits.

Dans sa séance du 28 février 1826, l'Académie adopta
la proposition de nommer une Commission permanente;
et elle se trouva composée de MM. Leroux, Bourdois de la
Mothe, Double, Magendie, Guersent, Laënnec, Thillaye,
Marc, Itard, Fouquier et Guéneau de Mussy. L'un d'eux,
M. Double, qui avait ouvertement contesté l'opportunité
d'un nouvel examen, demanda à ne point faire partie de la
Commission; c'était là être conséquent avec soi-même. Le
Professeur de Physiologie, lui, accepta les fonctions de Se-
crétaire. Quelle a été sa conduite?

Les premières expériences avaient déjà eu lieu dans le
local même de l'Académie de Médecine, et M. Foissac avait
produit en quelques instants et à plusieurs reprises des
phénomènes d'autant plus concluants qu'ils étaient purement physiques, faciles à saisir, appréciables à la vue, au
toucher, et même au thermomètre, lorsque ce médecin crut
s'apercevoir que la présence d'une centaine de personnes
troublait sa somnambule, et il demanda que les expériences
se fissent chez lui; il sollicita aussi la communication des

procès-verbaux de la Commission. Le Secrétaire répondit
que la Commission avait décidé que les séances auraient
lieu *chez lui* Secrétaire, et qu'elle priait à son tour M. Foissac
de communiquer ses procès-verbaux pour les comparer
avec ceux de la Commission. Or, des membres de la Commission avaient eux-mêmes sollicité M. Foissac de demander que les expériences se fissent *chez lui* Foissac ; et ils
l'avaient prévenu qu'il avait été arrêté, à une faible majo-
rité, *qu'il ne serait pas rédigé de procès-verbaux ! !...*

Ainsi, dès les premiers moments, le Secrétaire était
un imposteur vis-à-vis de M. Foissac ; quand il n'était tenu
aucun procès-verbal des séances, il lui faisait croire le
contraire. « Le Secrétaire de la Commission, écrivait-il
» au docteur magnétisant, prend des notes à chaque séance
» et *rédige les procès-verbaux* avec une exactitude et une
» impartialité qui ne sauraient être soupçonnées (1). » Que
l'on juge du dépit secrétarial, lorsque M. Foissac écrivit au Président de la Commission, qu'il savait que les
procès-verbaux *n'avaient pas encore été rédigés*, et qu'il
demandait que le procès-verbal fût signé à chaque séance
par tous les assistants !

La somnambule ayant persisté à ne se rendre ailleurs que
chez M. Foissac, la Commission voulut bien s'y réunir.
Mais le croirait-on ? Grossier autant que menteur, son secrétaire ne reparut à aucune de ses séances !

Un peu plus tard, encore, des expériences publiques
sont proposées à la Salpêtrière. M. Pariset offre ses salles
et sa coopération ; et le Rapporteur s'empresse d'écrire au
Secrétaire de la Commission qui se trouvait être également
un des médecins de l'hôpital, pour l'engager au nom de la
Commission à venir constater une expérience du plus
haut intérêt : la guérison prétendue d'un *sourd-muet épilep-
tique !* Que fait le Secrétaire ? il *ne répond pas.*

Ce n'était point assez de ces préliminaires. A l'oubli des

(1) Lettre du 22 mai 1826 ; voir Foissac, page 102.

bienséances et au mensonge il fallait joindre une préméditation bien arrêtée, faire de la ruse sous le masque de la bonne foi. Après que le très-honorable Président de la Commission, M. Bourdois de la Mothe, eut vu le Secrétaire et se fut concerté avec lui sur la manière dont les expériences devaient avoir lieu, un premier rendez-vous fut pris, et M. Foissac arrêta l'ordre des séances avec MM. Pariset et le Secrétaire lui-même. Tout fut bien réglé après avoir été discuté; on ne devait admettre que les élèves et les médecins de l'établissement; toute autre personne, médecin ou non, devait être préalablement présentée; on laissait les malades dans l'ignorance la plus absolue des expériences; tout était prévu. Mais lorsqu'il fut question d'expérimenter, le Secrétaire de la Commission opposa... *qu'on ne pouvait commencer aucune expérience avant d'en avoir obtenu l'autorisation du Conseil général des hôpitaux !...*

Devant ce mauvais vouloir, la Commission renonça d'elle-même aux expériences proposées à la Salpêtrière; elles ont eu lieu ailleurs avec tout le soin possible pendant cinq années; et elles ont amené l'excellent rapport fait en 1831. Le Secrétaire de la Commission, n'ayant point assisté aux expériences, a couronné son œuvre en refusant de le signer.

Quinze ans se sont écoulés depuis cette époque; et ces quinze années ont été très-importantes pour les sciences. La France, l'Europe entière, se préoccupent beaucoup sinon de magnétisme, au moins de somnambulisme. Des faits remarquables ont eu lieu; des opérations chirurgicales, des amputations se font en diverses villes de France et d'Angleterre sur des malades mis, par le moyen du magnétisme, dans un état complet d'insensibilité. Croit-on que la médecine parisienne s'en émeut? Nullement. Croit-on encore, qu'en pareille circonstance, l'ex-Secrétaire de la Commission de 1826 va donner «une preuve du désir » qu'il avait de s'éclairer et de remplir sa mission ?» Non; voici ce que ce physiologiste qui tue pour faire vivre,

quand Aristote et Démocrite ne consultaient que la mort
pour connaître la vie, voici ce que ce prince de la médecine bâtarde et de la chirurgie brutale des Parisiens a osé
dire en 1845 à son cours du Collége de France, et ce qu'ont
reproduit les journaux scientifiques et politiques de Paris :

PARAGRAPHE TROISIÈME.

—

CARACTÈRE PROFESSORAL DE LA MÉDECINE PARISIENNE.

« Je suis, Messieurs, depuis longtemps dans l'usage, avant
de reprendre mon enseignement, de consacrer quelques
instants à rechercher dans quelles conditions se trouve la
médecine, et quelles modifications la théorie et la pratique
de cette science ont pu subir pendant le cours de l'année
précédente. Cet examen rétrospectif nous fournira aujour-
d'hui un certain nombre de considérations dont j'essayerais
en vain de dissimuler la gravité, puisqu'elles touchent au
présent et à l'avenir de notre profession.

« On s'est beaucoup occupé de la médecine durant l'année
qui vient de s'écouler. Des médecins se sont réunis en congrès, des commissions ont été instituées, un ministre a pris
de solennels engagements, et, assure-t-on, une loi qui ré-
glera nos destinées sera prochainement présentée aux
chambres. Tout semble donc nous sourire ; *le vent souffle
pour nous.* Mais, au milieu de ce concours de circonstances
et de présages heureux, se révèlent des symptômes alar-
mants. On délibère sur l'avenir de la médecine : ne devrait-
on pas plutôt prendre quelque souci de son existence
même ? Je m'explique.

« La médecine ne peut exister qu'à la condition que les malades *aient foi en elle*, et qu'ils viennent réclamer ses secours ; ce n'est point par les théories qu'elle vit, c'est par la clientèle. Or, il est impossible aujourd'hui de se le dissimuler, une certaine partie du public abandonne la médecine classique, qu'on appelle ironiquement l'*ancienne*, la *vieille* médecine, et les malades vont se livrer corps et biens à ce qu'ils nomment la médecine nouvelle, croyant fermement s'associer aux progrès de l'intelligence.

« L'homœopathie, car c'est à elle que je fais surtout allusion, ne se propose rien moins que de renverser tout l'édifice médical avec l'arme du ridicule ou du mépris. Savez-vous combien elle possède de spécifiques ? Plus de trois cent cinquante. Avec quelques globules d'aconit, à la dose d'un billionnième de grain, elle prétend vous faire des saignées de quatre à cinq palettes. Vous vous évertuez à trouver le siége et la nature d'une maladie. Vaine recherche ! L'homœopathie établit que tout symptôme morbide a pour principe la *psore*, espèce d'agent impondérable que les agents réduits à des proportions impalpables peuvent seuls combattre. Ainsi, ce n'est qu'avec des moyens infiniment petits qu'on pourra obtenir des effets infiniment grands.

« Mais, direz-vous, les malades qui croient de telles absurdités sont de pauvres dupes ; les hommes qui exploitent de telles faiblesses sont *d'effrontés charlatans*. Vous avez peut-être raison... Mais, en attendant, écoutez les gens du monde, et vous serez étonné des cures miraculeuses que l'homœopathie opère dans les cas les plus désespérés... (1).

« Voici une femme qui rend des oracles, comme autrefois la sibylle sur son trépied (A.) ; seulement, au lieu d'être agitée d'une divine fureur, elle dort. Et, remarquez-le bien, tant qu'elle se tient éveillée ce n'est qu'une pauvre femme ignorante, souvent grossière, qui ne sait même pas le nom

(1) Le défaut d'espace nous oblige à supprimer ici une pitoyable critique de l'homœopathie.

d'un médicament, tandis que pendant le sommeil magnétique, elle connaît les maladies, leur nom, leur siége, et tous
les moyens qui sont les mieux appropriés pour les combattre (B.).

« Il y a les amulettes. Beaucoup d'enfants portent un petit
sachet, rempli de mercure, au-devant de la poitrine, pour
prévenir les convulsions. Des hommes graves, au-dessus
par leur esprit et leur éducation des préjugés vulgaires, ont
dans la poche de leur habit cinq marrons d'Inde pour conjurer les hémorrhoïdes (C.).

« Ce que je dis des médicaments est applicable également
à la saignée. Voici un malade pris de cet ensemble de symptômes qu'on est convenu d'appeler inflammatoires. Il demande à être saigné ; dans sa conviction, la saignée seule
pourra le guérir. Vous lui ouvrez la veine, et la soustraction d'une certaine quantité de sang est suivie d'une amé-
lioration très-sensible. En conclurez-vous nécessairement
que c'est au fait même de la saignée qu'est dû l'amendement
des symptômes? Prenez garde, il y a peut-être là un effet
moral qui vous donne le change sur la nature même du résultat. Je citerai pour preuve ce que j'ai observé maintes
fois dans mes salles, à l'Hôtel-Dieu.

« Un malade entre, atteint d'une maladie aiguë, d'une
pneumonie, par exemple. Il a la ferme croyance qu'on doit
le saigner. Je lui fais ôter du sang, mais seulement en quantité minime, 60 à 80 grammes, par conséquent à dose trop
faible pour que la circulation puisse être le moins du monde
influencée par une soustraction aussi insignifiante. Cependant vous voyez le malade reprendre courage, et accuser
du mieux. Souvent une simple saignée en éprouvette suffira
pour arrêter les progrès d'une maladie que, *dans un autre
service*, on eût combattue par d'abondantes émissions san-
guines.

« Depuis plus de dix ans, je n'ai pas eu besoin de recourir
à des saignées plus copieuses ; en d'autres termes, je me

suis plutôt proposé d'agir sur l'esprit du malade, que sur la circulation, et je ne crains pas d'avancer que ma pratique n'en a pas été plus malheureuse. Si même je disais ma pensée tout entière, j'ajouterais que c'est surtout dans les services où la médecine est la plus active que la mortalité est la plus considérable.

« Remarquez, Messieurs, que je ne prétends pas exclure la saignée d'une manière absolue. Je veux seulement vous prémunir contre les conséquences qu'on peut tirer de son emploi (D.).

« Nous avons la médecine du camphre. Ici, *c'est tout un roman*. Les maladies, d'après le chimiste inventeur, sont dues à de petits vers qu'il appelle scientifiquement *helminthes*, de sorte que tout le traitement doit se réduire aux procédés d'asphyxie. Par les cigarettes camphrées, vous enfumez les helminthes des voies respiratoires. Avec *l'eau sédative* vous les tuez directement. Sont-ils réfugiés dans les cavités nasales ou autres, vous dirigez contre eux du camphre en poudre, de sorte qu'ils ne sauraient échapper à une complète destruction. (E.).

« Vous avez encore la médecine à l'ammoniaque. Son auteur fatigue périodiquement l'Académie des sciences de mémoires sur les prétendues fonctions des plexus nerveux, et il serait bien à désirer qu'il les étudiât sérieusement au lieu de les décrire. Tout ce que je puis vous dire de ces mémoires, *c'est qu'ils sont tous datés de châteaux royaux, ce qui prouve du moins que l'auteur est bien en cour* (F.).

« Je m'arrête, Messieurs. Il m'en a coûté de vous faire cet affligeant exposé de pratiques soi-disant médicales, et malheureusement je crains que toutes les lois sur la médecine ne puissent réussir à déraciner d'aussi déplorables abus. A qui s'adresser ? Le charlatan éludera toujours vos prescriptions les plus sages, car *il sait que le malade a besoin d'être trompé* (G.). Oui, Messieurs, nous aimons l'erreur. Lors même qu'on nous prouve qu'on s'est joué de notre bonne foi ou de notre crédulité, nous refusons souvent de nous rendre à l'évidence elle-même. Je vous citerai comme preuve, le fait suivant :

« Une dame, adepte fervente du somnambulisme, demande une mèche de cheveux à sa nièce, afin de s'en servir pour consulter. Celle-ci, voulant mettre à l'épreuve la crédulité de sa tante, lui donne des cheveux de sa femme de chambre, à la place des siens. Une somnambule en renom est consultée. Elle ne manque pas de reconnaître, par l'examen des cheveux de la femme de chambre, tous les symptômes de la maladie de sa nièce ; elle en raconte les moindres particularités, à la grande édification de la bonne dame. C'est alors qu'on lui apprend le stratagème dont elle est dupe. Vous croyez, Messieurs, qu'elle va reconnaître l'imposture de la somnambule ; nullement : elle aime mieux croire que la femme de chambre a la même maladie que sa nièce, et elle l'oblige, au milieu de la santé la plus florissante, à se soigner comme si réellement elle eût été malade (H.).

« Ainsi tout concourt à jeter l'incertitude dans le résultat des traitements rationnels ou empiriques. Tantôt c'est le malade qui veut être trompé, tantôt c'est l'industriel qui trompe sciemment ; tantôt c'est le médecin consciencieux qui, malgré toute sa probité, se laisse également induire en erreur par une fausse interprétation des moyens employés.

« Je crois qu'en face de pareils inconvénients, il faut moins s'attacher à faire une loi ou un règlement, qu'à donner aux études nouvelles une direction plus sérieuse. Au lieu d'exposer aux élèves des théories toutes faites, et souvent très-mal faites, il conviendrait plutôt de leur apprendre à étudier les faits et à prendre pour guide l'observation expérimentale. Nous avons vu s'élever, et, au bout de peu d'années, nous avons vu tomber un système qui reposait tout entier sur un seul mot non défini : *l'inflammation*. Ce système, opposé à toute idée de physiologie, s'appelait, par euphémisme, *médecine physiologique*. Et cependant son auteur ne manquait ni de talent ni de verve. Telle sera, n'en doutons pas, *la destinée de ces prétendues méthodes de guérir qui n'ont le plus souvent pour objet que les spéculations ; pour soutien que la vogue ; pour adeptes que des dupes...* »

Nous avons donné, presque en entier (1), le discours du professeur du Collége de France, afin que chacun connaisse bien exactement les raisons qui le déterminent à honnir et vilipender tout ce qui n'est pas la vieille médecine. Nous ne comptons pas nous ériger en champion de l'homœopathie, et des médicaments camphrés et ammoniaqués. Nous nous contenterons de faire remarquer que le professeur n'est pas avare de paroles quand il s'agit d'insulter ses propres confrères. A l'entendre, tous les homœopathes sont *d'effrontés charlatans !* Puis, telle est son imprudence et l'inconséquence de ses paroles, qu'il semble faire dépendre les destinées médicales du plus ou moins de bonne volonté d'un ministre ; puis encore, comme si la médecine parisienne avait manqué périr sur une mer de sang, de camphre et d'ammoniaque, il s'écrie en affectant un air de victoire qui n'annonce que mieux la défaite : « *le vent souffle pour nous !...*» Un capitaine en péril et échappé miraculeusement du naufrage ne rassurerait pas autrement ses passagers, et c'est faire croire inutilement que la médecine parisienne est une vieille décrépite qui n'a que peu de jours à vivre. Nous avons plus d'espoir que le faux prophète du Collége de France. Il y a du bon dans la médecine parisienne , elle ne périra pas en entier. Seulement nous ne croyons pas que le vent souffle pour elle ; pas même le vent ministériel.

Mais, laissons le vaisseau médical, battu par l'orage, rentrer tranquillement dans le port ; voyons comment le savant professeur dépeint à ses élèves l'arrivée de la médecine somnambulique.

(1) Le reste du discours est ici sans intérêt. Au surplus, on le trouvera, page 518.

A. — « *Voici*, dit-il, *une femme qui rend des oracles, comme autrefois la Sibylle sur son Trépied...* » — Ce tableau est un mauvais début. Pour un Professeur qui a la prétention d'avoir parcouru tous les océans scientifiques de l'histoire ancienne, donner *un trépied* à une Sibylle est une faute grave. Elles n'en eurent jamais et n'en avaient pas besoin. Cicéron a dit :

Terræ vis Pythiam Delphis incitabat, naturæ Sibyllam.

« La Pythie devait ses inspirations à la vertu de la terre de
» Delphes, et la Sibylle à sa propre nature. »

B. — « *Remarquez-le bien, tant qu'elle se tient éveillée, ce
» n'est qu'une pauvre femme ignorante, souvent grossière, qui
» ne sait pas même le nom d'un médicament, tandis que pen-
» dant le sommeil elle connaît les maladies, etc...* » Il n'y a ici qu'une objection à faire au professeur de médecine. Qu'aurait-il à dire si, au lieu d'une femme, le somnambule était un homme, et surtout un homme instruit? Or, il y a beaucoup d'hommes somnambules ; et certainement, l'éducation que l'on reçoit aujourd'hui développant de bonne heure l'esprit, les idées de conservation étant naturelles à l'espèce humaine et même aux animaux, le raisonnement du savant physiologiste tombe de lui-même.

C. — *Des hommes graves, au-dessus par leur esprit et leur
» éducation des préjugés vulgaires, ont dans la poche de leur
» habit cinq marrons d'Inde pour conjurer les hémorrhagies.* »
— En faisant cette allégation, où le Professeur veut-il en venir? Des magnétiseurs ont-ils conseillé de porter des marrons pour prévenir des hémorrhagies? Non ; ce sont des médecins! « J'ai vu, dit l'académicien Virey, des docteurs
» conseiller de porter des marrons dans sa poche pour évi-
» ter les hémorrhoïdes..., partager en un mot la profonde
» ignorance et l'aveugle superstition du vulgaire (1). » « Je ne

(1) Virey, Dictionnaire des Sciences médicales, article *Amulette.*

» crois pas, lui répond aussitôt M. Deleuze, que des mar-
» rons portés dans la poche préservent des hémorrhoïdes,
» ni que de la verveine, suspendue à l'épigastre, guérisse
» des scrofules, parce que je n'en ai pas acquis la preuve ;
» mais je ne vois en cela aucune superstition, et j'aimerais
» mieux partager l'ignorance du vulgaire que l'intolérance
» du savant qui croit devoir vouer au mépris ceux qui
» ordonnent et ceux qui portent ces prétendus spéci-
» fiques (1). »

A mon tour, je me bornerai à dire au professeur de physiologie, qui ne veut pas plus de Sibylles que de marrons,
qu'il ferait bien de s'appesantir un peu plus sur les vertus
ignorées de certaines substances ; et, en attendant, je lui
apprendrai que la membrane rouge, qui est entre l'écorce
et la chair du marron, a une vertu réelle. Prise dans de
gros vin, elle arrête puissamment les flux de toute nature ;
elle a de plus le même effet dans les leucorrhées. Il ne serait donc pas impossible qu'elle eût sur certaines personnes
très-sensibles un effet curatif sans préparation aucune.
C'est une question homœopathico-physiologique que je re-
commande à son attention.

D. — « *Je ne prétends pas exclure la saignée d'une ma-*
» *nière absolue, je veux seulement prémunir contre les abus*
» *qu'on peut tirer de son emploi.* » — Ceci vient un peu tard.
Combien d'abus la médecine parisienne n'a-t-elle pas
laissé subsister ! Pendant dix-sept ans les élèves du docteur
Broussais ont tué les Parisiens sans qu'on ait songé à les
arracher de leurs mains assassines. Leur système, suivant
le docteur Castel, « a rempli la France de funérailles et
» moissonné l'élite de la nation (2). » Nous verrons tout à
l'heure quelle est la nature du système sorbonnien.

E. — « *Nous avons la médecine du camphre ; ici c'est tout*

(1) Deleuze, Défense du Magnétisme animal, page 235.
(2) Bases physiologiques de la médecine, Préface.

» *un roman...* » — La médecine du camphre est une réalité. Le camphre est un spécifique très-curatif; ses propriétés ont pu être exagérées, son emploi outré et abusif; mais
il est ridicule, peu professoral et nullement pratique,
de venir dire à des élèves que le traitement de M. Raspail
est *tout un roman!* Certes, un pauvre malade qui lirait le
discours de la Sorbonne, le prendrait pour le véritable roman. Ce ne sont pas des leçons, mais un reniement sans fin
de toutes les pratiques médicales qui ne conviennent pas
au professeur.

F. — « *Nous avons encore la médecine à l'ammoniaque...*
» *Il serait bien à désirer que son auteur étudiât sérieusement*
» *les plexus nerveux au lieu de les décrire. Tout ce que je puis*
» *dire de ses Mémoires, c'est qu'ils sont tous datés de Châteaux*
» *royaux, ce qui prouve du moins que l'auteur est bien en*
» *Cour.* » — Encore le même système de dénigrement et de
jalousie! Quel ton! quel style! quelles leçons professorales!
On ne voit cela qu'à Paris. Le docteur Castel, membre de
l'Académie royale, et le docteur Kuhnholtz, professeur
de la Faculté de Montpellier, ont donc eu bien raison de
dire que la médecine parisienne était prétentieuse, inquiète
et jalouse! (1).

G. — « *Je crains que toutes les lois sur la médecine ne*
» *puissent réussir à déraciner d'aussi déplorables abus. A qui*
» *s'adresser? Le charlatan éludera toujours vos prescriptions*
» *les plus sages, car il sait que* LE MALADE A BESOIN D'ÊTRE
» TROMPÉ. » — Erreur! fausse allégation! détestable principe! détestables leçons! encore plus détestable professeur!

D'abord, il est faux, absolument et entièrement faux,
qu'un malade ait besoin d'être trompé!

(1) Castel, Bases physiologiques de la médecine. — Kuhnholtz, Paris et Montpellier sous le rapport de la philosophie médicale; — et
Revue magnétique, tome Ier, page 274.

Il y a un milieu entre l'ignorance où il faut le laisser, et le brutal avertissement de son état réel. La nature étant toujours en tiers entre le malade et le médecin, ce dernier ne peut rien affirmer; partant de là, jamais condamner; c'est pourquoi Hippocrate a dit : « Donnez des consolations » aux malades, sans néanmoins leur faire connaître exac- » tement l'état présent de leur maladie et celui qui les at- » tend; car il est arrivé que, pour avoir manqué à cette » attention, des médecins ont augmenté la maladie du mo- » ment et accéléré celle à venir (1). »

En second lieu, tous les médecins, allopathes ou ho- mœopathes, camphreurs, ammoniaqueurs ou magnétiseurs, ne sont pas des charlatans. Les charlatans, il est vrai, tien- nent le langage sorbonnien ; ils disent avec le plus grand sang-froid : *Vult decipi Vulgus;* mais un professeur de mé- decine ne doit pas le répéter après eux ; ou, comme eux, il trompe le public et calomnie ses confrères.

H. — « *Oui, Messieurs, nous aimons l'erreur ! lors* » *même qu'on nous prouve qu'on s'est joué de nous, nous refu-* » *sons souvent de nous rendre à l'évidence.* » — Ici, le profes- seur raconte l'histoire de la mèche de cheveux présentée à une somnambule; et c'est ainsi que se termine, en fait, le discours de rentrée du savant byologiste (2). Nous devons avouer que nous ne nous y serions jamais attendu.

Quoi! une femme se laisse duper par une autre, et c'est là le type d'une conclusion professorale? Mais alors il n'y a donc pas de médecine, parce qu'il y a des médecins dont l'inexpérience et l'ignorance sont sans égales !

Une somnambule s'est trompée ! Elle a pris des che- veux étrangers à un malade pour ceux de ce dernier ! C'est en effet une grande bévue; mais suffit-elle pour présenter la médecine somnambulique comme un rêve ou un charla-

(1) Hippocrate, de la Dignité chez le médecin.
(2) La fin du discours est plus loin, page 518.

tanisme ? Parce que l'on conteste la puissance attribuée à
tel ou tel médicament, a-t-on jamais cherché à nier qu'il
existât un art de guérir ?

Offrons ici, pour point de comparaison, une erreur médicale rectifiée par une somnambule :

« M. le docteur Landouzy, professeur à l'École de Mé-
» decine de Reims, traitait la dame M*** pour une tumeur
» dans le bas-ventre. Tous ses soins pour la guérir ne fai-
» sant qu'augmenter les douleurs, il finit par avouer au mari
» qu'il ne connaissait pas de moyens pour sauver sa femme.

» Désespéré, le mari fait comme la généralité des mal-
» heureux humains, à défaut du médecin il va trouver un
» magnétiseur et le prie de consulter son ou sa somnambule,
» comme dernière ressource. M. CLIN se fait remettre des
» cheveux de la malade, et les soumet à sa somnambule,
» qui s'écrie un instant après : « *Mais madame M*** n'a*
» *point de tumeur ; elle est tout simplement* ENCEINTE !... » En
» conséquence, elle ordonne la suppression des vésicatoires
» apposés et entretenus par le médecin ; elle conseille des
» cataplasmes, des lavements et des boissons rafraîchis-
» santes, afin d'apaiser l'irritation et l'échauffement occa-
» sionnés par un traitement contraire. Au bout d'une
» dixaine de jours, madame M*** *sent son enfant remuer !*
» Elle fait appeler le docteur Landouzy, qui reconnaît son
» erreur et saigne la malade. Aujourd'hui, madame M*** se
» porte ni plus ni moins bien qu'une femme enceinte (1). »

Eh bien ! de ce que le professeur de Reims n'est qu'un
âne, est-ce une raison pour que tous ses confrères le soient
également ? Les fautes des praticiens doivent-elles retomber
sur l'art lui-même ? Non certainement ; Hippocrate a dit :
« Il y a dans notre art de bons et de mauvais ouvriers (2). »

(1) Voir Revue magnétique, t. I, p. 487, et Étrennes magnétiques,
p. 32.
(2) Hippocrate, de l'Ancienne Médecine.

Quels sont donc les mérites transcendants de ce professeur parisien, qui médit ainsi de tout et de tout le monde ? Prétentieux, inquiet et jaloux, comme la médecine du pays qu'il habite, s'il ne date pas ses ouvrages de certains Châteaux, il donne à entendre qu'il lui appartiendrait mieux qu'à tout autre d'habiter le palais des Rois ; s'il n'est pas bien en Cour, c'est qu'apparemment ses principes et son langage conviennent encore moins aux Tuileries qu'à la Sorbonne ; mais ce qui est positif et important, c'est qu'il occupe à Paris une chaire médicale.

Est-il donc infaillible ? Ne se trompe-t-il jamais ? Hélas ! il s'en faut bien. Cet homme pratique les opérations les plus cruelles, les plus sanguinaires, les plus inutiles ; et les expériences qu'il a le plus vantées se sont trouvées les plus fausses !

Médecin sans médecine, homme sans âme et physiologiste sans cœur, tigre plus féroce que les tigres, tourmenteur souvent, écorcheur toujours, cet homme enfin, c'est pire que le Bourreau : IL SUE LA MORT !

Nous allons le prouver.

PARAGRAPHE QUATRIÈME.

CARACTÈRE EXPÉRIMENTAL DE LA CHIRURGIE PARISIENNE.

Arrivons à ces terribles et cruelles expériences dont se vante si hautement l'ancien Secrétaire de la Commission médico-somnambulique de 1826, le professeur de Physiologie médicale qui occupe une chaire au Collége de France, au sein de la capitale de l'une des nations les plus civilisées.

Nous avons avancé que les expériences les plus vantées de cet homme, qui n'a que la robe et non le cœur du vrai médecin, s'étaient précisément trouvées les plus fausses ; nous avons dit qu'il était un tigre à figure humaine ; nous avons fait pressentir encore qu'il pouvait être — nous ne le croyons pas cependant — un bon physiologiste, mais qu'à coup sûr c'était un exécrable médecin ; nous avons terminé en l'appelant tourmenteur, écorcheur, pire que le bourreau, SUANT LA MORT !... Nous allons, sans charger nos tableaux, justifier ces accusations.

Par exemple, les savants et les médecins étant divisés sur la nature de l'office de l'estomac dans le vomissement, M. Isidore Bourdon membre de l'Académie de médecine, et le Professeur en Sorbonne se livrent à des expériences.

Le premier de ces deux médecins, en observant nombre de sujets dans un hôpital, eut occasion de voir à la Charité une maladie qui lui sembla résoudre les difficultés du problème. Quelques médecins ayant prétendu que l'estomac était l'agent principal du vomissement, d'autres doutaient qu'il y participât activement ; enfin des expériences faites en 1813, à l'Institut, semblèrent prouver que l'estomac est tout à fait passif dans le vomissement. Que fit le docteur Isidore Bourdon ? Consulta-t-il des somnambules ? Non, alors il ne croyait pas plus au magnétisme que le Professeur de Sorbonne. Il se contenta de raisonner ses expériences ; il trouva que celles de l'Institut étaient fausses, et que l'estomac, dans le vomissement, n'*était pas passif*, ainsi qu'on venait de l'affirmer avec beaucoup d'apparat. Dès lors il se crut obligé de publier un mémoire ; ce premier essai obtint un succès véritable dans le monde médical et parmi les savants de profession, ou plutôt sans profession. Les médecins lui surent gré d'avoir corroboré leur constante et instinctive opinion, à laquelle il ne manquait que des preuves plus précises, et d'avoir démontré que cette ancienne opinion était la seule vraie. Ils se montrèrent satisfaits et flattés de lui voir faire de la physiologie purement clinique *sans répandre de sang ni causer de douleur*, et SANS IMMOLER AVEC CRUAUTÉ DES LÉGIONS D'ANIMAUX UTILES (1).

La conduite du docteur Bourdon est en effet digne de louanges. S'il n'est pas magnétiseur, s'il a même écrit de très-mauvaises Lettres sur le Magnétisme et le Somnambulisme, s'il n'est pas aussi bon médecin qu'il pourrait l'être, — ce n'est ici que notre opinion, — au moins il a tout ce qu'il faut pour le devenir un jour : talent, esprit d'observation, humanité, charité. Honneur à lui !

Mais que fait maintenant, en pareille occurrence, le Professeur de Sorbonne? Lecteurs, vous ne pourriez pas l'imaginer, mais il vous sera facile de le lire. Vous avez vu la marche suivie par M. Bourdon ; voici celle de son collègue :

Par exemple, persuadé que l'estomac est passif et que par conséquent le vomissement peut s'opérer sans son concours, le Professeur de Sorbonne prend des chiens VIVANTS ; il leur FEND LE VENTRE ; il leur ENLÈVE L'ESTOMAC, et leur met à la place *une vessie de cochon !...*

Ne le croyez-vous pas ? Lisons ensemble le récit suivant de la clinique canicide :

« Après qu'on eut coupé les parois du ventre, les mus-
» cles, le péritoine, membrane séreuse et très-encline à
» s'enflammer ; après qu'on eut fait l'excision et l'ablation
» de la presque totalité de l'estomac, on substitua à ce vis-
» cère vivant une vessie de cochon morte et tout inerte.

» Une bougie ou sonde élastique, solidement adaptée à la
» partie inférieure de l'œsophage, servait à faire communi-
» quer le conduit alimentaire avec la partie supérieure de
» la vessie en question.

» Ensuite à la partie inférieure et droite de cette vessie,

____

(1) Bourdon, Lettres à Camille sur la Physiologie, pages 73 à 75.

» on pratique une étroite ouverture qui recevra une autre
» sonde élastique ; et c'est par là, dans cette ouverture, que
» seront injectées des matières liquides sans aucun mélange
» de solides.

» On réitère cette injection avec une seringue jusqu'à ce
» que la vessie soit si complétement pleine que la résistance
» de ses parois s'oppose à ce qu'on en introduise davantage.

» Après que l'injection est terminée, on ferme herméti-
» quement, au moyen d'une ligature serrée, celle des ex-
» trémités de la veine qui correspond au pylore, c'est-
» à-dire de la partie de cet estomac postiche qui avoisine
» le foie de l'animal.

» Quand tout cela est terminé, on injecte de l'émétique
» dans une des veines jugulaires. »

Ici, laissons de côté l'acte cruel que le prétendu professeur de physiologie a commis envers un pauvre chien plein
de vie, et avant de voir le fameux résultat de l'expérience,
proposons deux questions à nos lecteurs :

1° Ont-ils jamais eu, une seule fois pendant toute leur
vie, l'estomac rempli de liquides *au point d'en distendre les
parois?* Certes, nous pouvons répondre que non. Dès lors
l'expérience faite était irrationnelle et entièrement inutile.

2° En supposant qu'un homme puisse se gorger de liquides jusqu'au menton, supposition aussi absurde qu'anti-byo-
logique, croit-on qu'il serait nécessaire de lui faire prendre
l'émétique pour solliciter un vomissement? N'est-il pas sensible que l'énorme quantité de matières ingérées refluerait
d'elle-même dans l'œsophage? Le plus simple bon sens in-
dique donc que l'estomac n'aurait pas besoin d'être sollicité par un vomitif, et l'expérience est toujours aussi stupide que barbare et inutile.

Voyons cependant si, dans cette expérience, on saura
définir la part de l'estomac au vomissement.

« Une bonne partie des liquides renfermés dans la vessie
» a été évacuée dès les premiers efforts ; mais ensuite l'ef-

» fort s'est répété en vain ; il n'est plus rien sorti de l'estomac
» postiche.

» Quand plus tard on a retiré cette vessie du ventre de
» l'animal, on ne la trouva vide qu'aux deux tiers ; le liquide
» injecté en occupait l'autre tiers. »

Ainsi, dirons-nous avec M. Isidore Bourdon, que nous
citions tout à l'heure, l'évacuation n'est jamais que partielle
dans l'expérience citée ; *un tiers des liquides* reste inamoviblement dans le faux estomac, si réitéré que soit l'effort, tandis que l'estomac se vide *entièrement* dans le vomissement
naturel. Il suit de là que l'expérience du Professeur-Écorcheur a prouvé le contraire de ce qu'il prétendait. Loin de
signifier que l'estomac est passif dans le vomissement, elle
justifie au contraire son incontestable activité (1).

Maintenant, suivant nous, au lieu de faire des expériences
aussi cruelles, il fallait interroger un somnambule et lui demander de décrire l'action de l'estomac dans le vomissement ; on eût ensuite consulté plusieurs autres somnambules,
et comparé leur avis. On leur eût également demandé, avant
toute espèce d'assassinat d'animaux, si un faux estomac pouvait se vider en entier comme un estomac vivant ; enfin s'il
eût fallu faire une expérience barbare, au moins ne l'eût-on
faite qu'une fois et non sur *des légions d'animaux* utiles et
amis de l'homme. Voilà ce qu'on devait faire ; mais pour cela
il eût fallu croire à un sixième sens, à une âme qui se voit
elle-même et qui peut voir les autres âmes ainsi que les
corps qu'elles habitent ; il n'eût pas fallu dire, en langage
de porteurs d'eau, que si des somnambules avaient donné
des descriptions assez exactes de leurs organes thorachiques, c'est que *les cuisinières en allant au marché ont souvent
l'occasion de voir des cœurs de bœuf* (2) !

Passons à une seconde expérience du célèbre professeur

(1) Voir à ce sujet, dans l'ouvrage précité de M. Bourdon, la Lettre
sur le Vomissement ; pages 73 à 110.

(2) Académie de médecine de Paris, séance du 14 février 1826.

de physiologie médicale ; oublions sa malencontreuse et risible recherche sur les fonctions de l'estomac, et voyons comment il procède quand il veut s'éclairer sur le système nerveux. Chacun sait que ce système est le mât de cocagne de la médecine. Tous les physiologistes, les praticiens, les professeurs, se sont exercés sur cet important sujet ; il n'y a pas jusqu'à M. Landouzy, médecin de Reims, qui n'ait écrit son opuscule sur les nerfs, afin sans doute de faire oublier qu'il a fait poser force vésicatoires sur le ventre d'une femme enceinte, prétendant faire érupter une tumeur, quand la malade est très-bien accouchée d'un enfant !

Qui donc gagnera le prix ? Qui montera victorieux le dada médical ? est-ce le Professeur-Écorcheur ? Voyons ses actes. Ici, c'est encore sur le chien, cet ami de l'homme, que le prince de la chirurgie parisienne va opérer ; et le récit que nous allons mettre sous les yeux de nos lecteurs, nous l'empruntons encore au docteur Isidore Bourdon.

« Dès 1820, on s'étonnait beaucoup à Paris, quand on voyait une partie quelconque du corps humain perdre le sentiment, tout en conservant le mouvement ; ou l'inverse. Les mêmes nerfs, du moins pour le tronc, présidant à la fois aux deux sortes de phénomènes, aux actes de sensibilité comme aux actes de motilité, on se demandait, sans rien résoudre, comment ces deux facultés pouvaient s'isoler l'une de l'autre, et quelle en pouvait être la cause. Tout le monde l'ignorait. Chaque fois que ces effets se présentaient dans un hôpital, on voyait les étudiants se grouper autour du malade, s'assembler et délibérer gravement comme un concile, puis improviser des explications et des hypothèses dont la réflexion du lendemain démontrait l'invraisemblance et la fausseté ; enfin c'était un problème dont la solution paraissait introuvable.

» En 1822, un physiologiste donna crédit au système de Bell que Schaw venait d'importer à Paris en s'efforçant de l'exagérer afin de l'ébruiter mieux ; système qui tendait à établir que les racines postérieures des nerfs vertébraux, celles qui sont pourvues d'un ganglion, servent presque uniquement aux actes de sensibilité, comme à la motilité seule les racines antérieures. Ce système, parvenu jusqu'à l'École de médecine de Paris, M. *** (le Professeur en Sorbonne) essaya de l'ériger en doctrine, en l'étayant de quelques démonstrations expérimentales.

» Dans le cours de l'été de 1839, les physiologistes, alors fort partagés sur la question, assistèrent à une péripétie des plus étranges.

» M. L... trouva, dans l'amphithéâtre de M. ***, un chien auquel on venait de couper toutes les racines postérieures des nerfs vertébraux ; il s'assura que les racines antérieures de ces nerfs, les seules qui fussent restées intactes, étaient devenues insensibles à tout contact, même à des contacts irritants. Du côté opposé, au contraire, là où les deux racines restaient entières, M. L... crut voir que l'antérieure était un peu sensible ; car, dès qu'on la touchait, l'animal poussait un cri. Pour M. L..., ce fait fut la preuve que la racine antérieure empruntait sa sensibilité non de la moelle où elle s'attache, mais de la racine postérieure ou de son ganglion.

» M. *** (le Professeur en Sorbonne) alla plus loin après coup. Il coupa une racine antérieure ; il la trouva insensible dans le bout qui tenait à la moelle ; sensible à l'autre bout, celui qui tenait au ganglion. A son tour, il tira de cette expérience la même conclusion que M. L... Il fit plus ; il réclama, POUR LUI, le fait et la conclusion, deux choses qu'eut grandement raison de lui disputer M. L...

» De 1822 à 1839, M. *** a tellement varié d'expressions au sujet des propriétés des racines nerveuses ; on l'a vu tant de fois modifier son opinion pour ce qui est des antérieures qu'il disait tantôt *à peine sensibles*, tantôt TRÈS-SENSIBLES, tantôt *presque aussi sensibles que les postérieures* ; il a enfin jeté tant de vague sur cette question, qu'on disait sienne, qu'il l'a peut-être laissée *encore plus douteuse qu'il ne l'avait prise.*

» Ensuite, dans ses leçons du Collége de France, M. ***
commenta surabondamment cette prétendue découverte,
et lui consacra cent et quelques pages dans un livre scho-
laire publié sous ses auspices et à peu près sous sa dictée.

» Savez-vous maintenant ce qui est arrivé? C'est que la
nouvelle expérience qui inspirait tant d'enthousiasme, et
que revendiquaient élève et maître, S'EST TROUVÉE FAUSSE
POUR TOUT LE MONDE (1) !... »

Ainsi, des légions de chiens ont passé par les mains de
l'Écorcheur en titre; il les a pris VIVANTS; il leur a FENDU
LE VENTRE, leur a ENLEVÉ L'ESTOMAC, ou COUPÉ LES RA-
CINES DES NERFS; et de ces exécrables opérations, qu'est-
il résulté ?....... rien ! L'action des nerfs est encore un
des problèmes les plus difficiles de la médecine parisienne, et la question de l'office de l'estomac est toujours
au même point ; ce qui n'empêche pas le physiologiste
zoophone de jeter la pierre, ainsi qu'on l'a vu, à toutes les
méthodes qu'il ne propose pas, à tous les praticiens qui se
permettent de penser et démontrer sans lui. Homœopathie,
magnétisme, somnambulisme, médecine physiologique, médecine au camphre ou à l'ammoniaque, cet homme ne veut
ni des unes ni des autres, et pourtant il n'en a, n'en connaît et n'en pratique aucune. A ses yeux, Mesmer est un
charlatan, Hahnemann un niais, Broussais lui-même *un
homme tombé,* bien qu'il ne manquât ni de talent ni de
verve! Mais lui, Maître en Écorché, prétend ne tomber jamais; car voici la fin de son discours qui, en regard de sa
conduite passée, va donner l'idée de ses exploits futurs :

« Pour nous, Messieurs, nous continuerons, comme par
» le passé, d'étudier les phénomènes dans les organes mêmes
» qui les accomplissent. Si le rôle du médecin n'est pas tou-

(1) Bourdon, ouvrage cité, pages 311 à 314.

» jours aussi efficace ni aussi actif que nous le désirerions,
» quand la maladie nous réclame, nous pouvons encore, par
» une intervention intelligente, aider utilement la nature à
» triompher des dérangements fonctionnels qui créent les
» maladies. Nous nous attacherons surtout à bien connaître
» le jeu physiologique des organes. Comment, en effet, re-
» courir à un traitement rationnel, quand on ignore les con-
» ditions normales auxquelles il faut ramener l'économie ?

» Je me propose de vous parler, dans ce semestre, de la
» digestion. Il y a peu d'années encore qu'on croyait que
» tout était vital dans cette importante fonction ; et, quand
» je voulus établir qu'elle était en grande partie constituée
» par des actes chimiques, on accueillit mes assertions avec
» une indignation voisine de la fureur. L'estomac, répétait-
» on, n'est pas une cornue. Et ce rapprochement de cornue
» et d'estomac semblait une piquante épigramme. Non, Mes-
» sieurs, l'estomac n'est pas une cornue, si vous attachez à
» ce dernier mot l'idée d'un appareil inorganique, simple
» objet en verre destiné à être passivement le siége de phé-
» nomènes auxquels il reste complétement étranger. Mais,
» au contraire, l'estomac est une cornue, en ce sens qu'il
» sert de réservoir à des réactions chimiques qui constituent
» un des éléments principaux de la digestion. Ainsi, Mes-
» sieurs, tout est dans le sens qu'on attache aux expres-
» sions ; tant il est vrai que souvent on se contente d'un mot
» mal défini pour accueillir ou rejeter des faits.

» Fidèle au caractère particulier de mon enseignement,
» je m'attacherai surtout à parler à vos yeux *par l'exposé*
» *d'expériences que je ferai devant vous*, et dont je vous
» montrerai les détails *pour que vous puissiez au besoin les*
» *répéter*.....

PARAGRAPHE CINQUIÈME.

—

CRAINTES ET SUPPOSITIONS QUE LE CARACTÈRE GÉNÉRAL DE LA CHIRURGIE PARISIENNE PEUT INSPIRER A TOUS LES CITOYENS.

Il résulte clairement, de la fin du discours précédent, que le professeur de la Sorbonne compte tourner toujours dans le même cercle ; que pour explorer les fonctions de l'estomac humain, il va encore arracher celui des animaux ; en un mot, sa conduite serait à la rentrée de 1846 ce qu'elle a été en 1845. C'est ce que nous verrons.

Jusqu'à ce jour, physiologiste entêté et encroûté, il n'a tenu aucun compte de ses propres erreurs ; mais il a eu bien soin de raconter celles que l'on prête aux somnambules. Ne vaut-il donc pas mieux, si les choses sont telles qu'il le dit, qu'un somnambule se trompe en prenant un malade pour un autre, que de consacrer, comme le prétendu professeur, « cent pages scholaires à célébrer une découverte qu'un » autre médecin revendique en criant au voleur, et qui en » définitive se trouve fausse pour tout le monde ? »

Est-ce donc mieux, comme le docteur Landouzy dont nous avons cité l'incomparable bévue, de prendre des enfants pour des tumeurs, et de vouloir faire accoucher les femmes avec des vésicatoires ?

Est-ce encore mieux, comme ce médecin, auteur d'un *Manuel de médecine légale*, de compromettre la vie et l'honneur d'une pauvre fille accusée d'infanticide, en soutenant le pour et le contre dans le même ouvrage, fournissant ainsi des armes à l'Avocat général et au défenseur ; et en résumé de se faire moquer de soi ainsi que de cette médecine parisienne qui enfante de pareils légistes (1) ?

N'est-il pas honteux que depuis vingt ans des professeurs de médecine pourrissent dans leur ignorance en haine de toutes les méthodes qui surgissent de la force des choses et des lumières de l'esprit humain?

N'est-il pas infâme, n'est-ce pas un crime de lèse-humanité de continuer à éventrer et martyriser d'utiles et innocents animaux pour chercher à résoudre des problèmes physiologiques, lorsque toute l'Europe sait aujourd'hui que par le somnambulisme on peut arriver au même but et à un résultat certain?

Enfin quand bien même l'état somnambulique ne serait qu'une misérable comédie jouée par des charlatans, peut-on nier, à l'époque actuelle, que l'on obtient par le magnétisme un état d'insensibilité qui permet de pratiquer toutes les opérations sans trouble ni douleurs dans l'opéré?

Ne serait-il donc pas temps, s'il est absolument nécessaire de sacrifier des animaux, — ce que nous sommes loin d'admettre — ne serait-il pas temps de les plonger à leur tour dans cet état d'insensibilité magnétique si remarquable et qui enlèverait aux expériences désirées ce caractère de férocité qui soulève les cœurs honnêtes et sensibles?

Qui peut d'ailleurs assigner des bornes à ce désir insatiable de s'instruire, par la mort, de l'essence et de la durée de la vie? A force de tuer, d'écorcher, d'éventrer les animaux, n'est-il pas possible que des chirurgiens fassent un jour métier des opérations les plus viles, ainsi qu'on l'a vu dans l'Antiquité? Quel malheur pour un art devenu si noble et si utile, si pénible pour ceux qui l'exercent, si glorieux pour l'homme bienfaisant qui après avoir fermé l'oreille aux cris douloureux d'un blessé, peut ensuite lui rouvrir son cœur, le consoler et faire renaître l'espoir dans son âme !

(1) Voir, Journal de médecine et de chirurgie pratique, septembre 1846, page 420.

Hippocrate, médecin et chirurgien, disait que la médecine était le plus noble des arts ; et à ce titre, ayant en horreur la castration, il écrivit dans son noble serment : « JE NE COUPERAI PERSONNE! » (1) Que penser d'un chirurgien d'aujourd'hui, dont on cite le fait suivant :

« Il y a trois ans, les cours et tribunaux de l'Empire au» trichien furent consultés sur la question de savoir s'il y
» avait lieu de changer le mode d'exécution des sentences
» capitales et de substituer la décollation usitée en France,
» au moyen employé depuis longtemps en Autriche, et qui
» consiste à pendre les criminels.

» Leur réponse fut pour le rejet de la décollation, par le
» principal motif qu'elle habituait le peuple à la vue du
» sang ; mais, en même temps, ils émirent le vœu qu'on ap» portât des modifications au système actuel de strangula» tion, qui laissait trop souffrir le patient.

» Il y a un an, un chirurgien de l'Université de Padoue
» proposa au gouvernement un nouveau moyen de stran» gulation, *pour lequel il avait eu soin de se faire bre-*
» *veter*.

» Ce moyen consistait principalement dans un mécanisme
» qui, lorsque le criminel était fixé au gibet, le tirait avec
» violence, par les pieds et par la tête, occasionnait la luxa» tion de la colonne vertébrale au niveau du cou, et déter» minait ainsi une mort instantanée.

» Ce mode de strangulation, après avoir été éprouvé pen» dant une année, vient d'être définitivement adopté pour le
» royaume Lombardo-Vénitien, et le chirurgien qui l'a in» venté vient, au grand étonnement de ses compatriotes et
» de ses confrères, *d'accepter la charge de directeur des exé-*

____

(1) Jusqu'à ce jour, tous les médecins et les savants avaient traduit ce passage par : « Je ne taillerai pas ceux qui ont la pierre. » J'ai relevé cette erreur qui a duré mille six cents ans. — Voir Traité pratique du magnétisme, pages 47 à 60.

» *cutions*, auxquelles il sera tenu de présider, pour surveil-
» ler l'application de son procédé. » (1)

Ainsi, dans l'Antiquité, il a fallu le serment hippocratique pour empêcher les chirurgiens de couper les hommes, mais aujourd'hui que la médecine est libre, elle peut s'en faire les BOURREAUX BREVETÉS !...... O France ! ô ma patrie ! quelles que soient les erreurs de tes praticiens, puisses-tu ne jamais voir ni permettre de semblables horreurs ! Ombre du grand Paré, descends sur la terre, arrête ces mains homicides qui déshonorent ton art !

Sans doute, il n'y a aucun rapprochement à faire entre le chirurgien de Padoue et l'homme honorable qui occupe la chaire de Physiologie médicale au Collége de France. S'il est orgueilleux, jaloux, prétentieux, c'est le caractère de la médecine du pays qu'il habite ; s'il a en horreur le progrès quel qu'il soit, il n'en est pas moins un homme laborieux et persévérant ; s'il tue des animaux, c'est pour être utile aux hommes, et ses expériences, considérées sous ce point de vue, ne sont que des erreurs.

Mais qui sait cependant jusqu'où peut aller l'imagination des malades, de leurs parents ou de leurs amis, et quelles suppositions des habitudes féroces peuvent faire naître dans l'esprit public !

On rapportait, sur la fin du seizième siècle, qu'un savant anatomiste belge, époux suranné d'une très-jolie femme, se trouvait lié d'amitié avec un jeune homme qui s'était présenté chez lui sous le prétexte d'étudier son art. Au milieu des préoccupations et des absences forcées de son époux, la jeune femme se laissa séduire par l'élève en médecine. Le mari s'en aperçut bientôt, mais il ne le fit point voir.

Tout à coup l'amant disparaît, sans qu'il soit possible de savoir ce qu'il est devenu. L'épouse inconsolable ne peut pas plus cacher son désespoir que ses larmes ; le mari n'a

____

(1) Droit, Journal des Tribunaux, 13 juin 1846.

pas l'air de les remarquer ; mais captant bientôt la confiance de sa femme, il lui dit que si une douleur secrète
la tourmente, il la consolera dès qu'elle lui en aura fait
connaître la cause. Si elle a quelque passion amoureuse, il
promet de lui tenir compte de la différence d'âge qui
existe entre eux ; il la favorisera même, s'il le faut, pour son
bonheur. Enfin, arrivé par degrés à lui arracher l'aveu de
sa faute, il ne paraît pas s'en émouvoir davantage ; loin
de lui en faire des reproches, il jure de lui rendre son
amant.

L'infortunée ne peut pas le croire ; mais lui, pour assouvir
plus vite sa vengeance, promet de la satisfaire à l'instant.
Aussitôt, ouvrant une porte secrète de son atelier, il lui
montre son amant, debout... DISSÉQUÉ !... ANATOMISÉ !!...
mort empoisonné !! !....

PARAGRAPHE SIXIÈME.

RÉSUMÉ.

Il y a, entre les attentats zoophoniques de la médecine
parisienne et le crime épouvantable reproché au professeur
belge, cette différence : que le forfait attribué à ce dernier
ne nous a jamais paru qu'une monstrueuse calomnie envers
un célèbre anatomiste, tandis que les actes de férocité de la
médecine de Paris envers les animaux sont connus de tout
le monde et proposés à la sanction des Autorités.

Nous taisons le nom de l'anatomiste du seizième siècle,
parce que nous ne voulons pas accréditer davantage une
horrible et fabuleuse accusation ; nous taisons encore celui

du physiologiste notre contemporain, dans l'espoir qu'il fera mieux à l'avenir.

PROFESSEUR, lui dirons-nous aujourd'hui, vous avez manqué aux lois naturelles et à celles de la vraie médecine, en vous couvrant du sang des êtres qui tiennent le premier rang parmi les animaux amis de l'homme. Si les victimes expirantes de votre fanatisme androtomique avaient pu vous parler, elles vous auraient prédit que vous porteriez un jour avec vous, pour votre punition, les preuves de votre cruauté; mais ce qu'elles n'ont pas pu vous dire, je vais vous l'apprendre.

De même que les bouchers, qui coupent chaque jour des viandes fraîches, sont excités par les esprits animaux que leurs pores incessamment ouverts sont toujours prêts à recevoir, et qu'ils puisent ainsi chez des êtres morts avec résignation, sans douleur et sans résistance, un excédant de vie; de même vous, Docteur en Zoophonie, vous avez absorbé depuis vingt ans les esprits corpusculaires des animaux infortunés que vous avez laissé périr dans d'affreux supplices. Ces esprits sont maintenant attachés à votre personne et la stigmatisent; votre corps en est rempli; il s'en remplit encore à chaque expérience; vous vivez de la vie des animaux, de leur vie expirante, de cette vie que vous leur avez violemment arrachée; l'atmosphère qui vous entoure en est pleine; je l'ai dit: *Vous suez la Mort!*

ÉLÈVES, qui venez pour apprendre ce que c'est que la vie, éloignez-vous d'une chaire empestée sur les degrés de laquelle votre professeur dépose chaque jour des émanations infernales.

Ne me croyez-vous pas? Écoutez-moi.

Observez votre professeur quand il sort pour se rendre à son Cours, et lorsqu'il retourne chez lui. Vous verrez tous les chiens s'éloigner avec effroi de sa personne, et le suivre en aboyant avec un air de terreur. Eh bien, cet

homme vivrait trois mille années, il changerait chaque
année de résidence, qu'il en serait encore de même, parce
qu'il y a entre lui et tous les chiens, je ne dirai pas seulement de Paris, ni même de la France, mais du monde
entier, une affinité corporelle, un rapport magnétique in-
destructible et qui ne cessera qu'avec la mort. Mesmer
a dit avec raison : « On observe, à l'expérience, l'écoule-
» ment d'une matière dont la subtilité pénètre tous les
» corps sans perdre notablement de son action. »

Cette proposition magnétique vous paraît-elle obscure?
Voyez l'exemple suivant :

« Un jour, rapporte Gassendi, j'ai vu avec surprise une
» troupe de pourceaux qui, en plein marché, se mirent
» tous à gronder contre un boucher, et à le regarder de
» travers comme leur ennemi mortel, tant qu'il fut proche
» d'eux... — J'ai vu aussi dans une rue de Paris tous les
» chiens sortir des maisons, et aboyer violemment contre
» un de ces chiffonniers qui tâchent de les attraper pour
» en avoir la peau. »

Enfin, moi qui vous parle, j'ai rencontré fort souvent à
Versailles un homme qui tuait les chiens et qui les écorchait.
Il ne sortait jamais sans être escorté, d'un quartier à l'autre,
par tous les chiens de la ville qui le suivaient en hurlant
dans les rues solitaires. C'est qu'il y avait, entre cet écorcheur et les chiens de Versailles, la même relation qu'entre
votre professeur et les chiens de Paris.

Jeunes élèves, fuyez un tel maître ; il n'a pas étudié l'art
de guérir ; il ne sait pas faire vivre, il tue !

Et vous, MALADES ; vous surtout, pauvre blessé, que la
misère conduit dans un hôpital, évitez le lieu où ce chirurgien cruel exerce une omnipotence. Sans doute votre vie ne
serait point en danger ; sa main n'a jamais été fratricide,
et vous n'auriez rien à craindre de lui ; mais si votre intelligence, affaiblie peu à peu par la maladie, venait à
baisser encore plus, votre imagination fatiguée pourrait

créer d'affreux tableaux dont l'aspect fantastique détruirait
où retarderait les effets d'une médication bienfaitrice. Au
moment où vous toucheriez à la guérison, si quelqu'un venait à parler devant vous des cruelles expériences du professeur de la Sorbonne sur les animaux, vous en retrou-
veriez peut-être le souvenir dans votre sommeil, et un
mirage sanglant torturerait votre âme.

Un monstre à figure humaine se présenterait pour faire
sur vous, des expériences *dans l'intérêt de l'art.* Malgré vos
supplications et vos larmes, il vous FEND LE VENTRE! il
vous COUPE LES NERFS! Éperdu, haletant, vous m'appelez
en vain à votre secours. En proie aux tourmentes les plus
affreuses, vous croyez que vous allez échapper aux mains
homicides qui vous menacent et vous dérober par la fuite
à une mort certaine; mais votre corps est cloué sur un lit
de douleurs, vous devez y périr *dans l'intérêt de l'art,* et
celui que la nature et la loi avaient chargé de vous rendre
à la vie, s'apprête au contraire A VOUS DISSÉQUER VI-
VANT!!!

Alors, une pâleur livide se répand sur votre visage; une
sueur froide inonde votre corps; un tremblement convulsif
vous saisit; votre âme, saisie de terreur, s'agite violemment
dans sa prison. Bientôt le choc de vos pensées et de vos
esprits vitaux devient plus fort; l'âme reprend son empire;
une sorte d'étranglement amène le réveil et les portes de
la vie extérieure se rouvrent pour vous. Épuisé, accablé de
fatigue, vous pouvez vous dire encore avec joie : « Heureusement, ce n'était qu'un rêve! »

Oui, infortuné, rassurez-vous, ce n'était et ce ne peut
jamais être qu'un rêve.

Mais ce qui est malheureusement une réalité, c'est qu'il
y a à Paris d'indignes médecins qui ont fait d'atroces expériences sur des femmes somnambules qui s'étaient remises
entre leurs mains et dont ils ont trompé la confiance. Les
uns ont laissé brûler sur elles et ont osé *souffler eux-*

mêmes d'énormes moxas qui ont détruit la peau et pénétré les chairs (1) ; d'autres les ont piquées, pincées, *suffoquées*, *asphyxiées* (2), TATOUÉES (3) ; puis lâchement abandonnées (4). Par suite de ces actes infâmes, deux de ces malheureuses ont trouvé la mort (5) ; une autre, ayant prédit sa fin à jour fixe si on ne lui administrait pas tel remède, un médecin proposa de ne le point donner, et de laisser mourir la malade, toujours *dans l'intérêt de l'art* (6)!!!

CONCLUSION.

En face de semblables attentats, élevons nos âmes vers Dieu, nous, MAGNÉTISEURS, pour qui la vie des malades passe avant la science. Demandons-lui de jeter un regard de pitié sur des hommes de mérite que la passion de l'étude égare ; prions-le de toucher leur cœur et de les faire rentrer à jamais dans ces voies hippocratiques qui font du vrai médecin un ange consolateur et bienfaisant descendu sur la terre.

(1) Rapports sur le Magnétisme, page 280.
(2) Dictionnaire de médecine de 1825, article Magnétisme.
(3) Rapport des Commissaires de 1838 ; extrait Berna, page 23.
(4) Rapports sur le magnétisme, page 281.
(5) Idem, page 282 et 289.
(6) Idem, page 387.

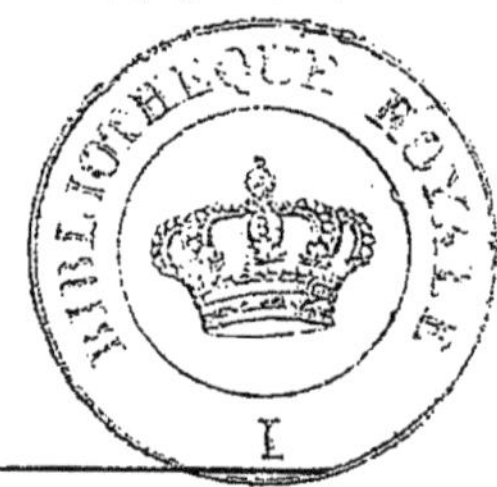

TABLE DES MATIÈRES.

PUBLICATIONS NOUVELLES.

SOUS PRESSE :

COMPÉRAGE MAGNÉTIQUE RÉPRIMÉ ; Questions et Observations d'ordre public sur la pratique du Magnétisme, du Mesmérisme et du Somnambulisme, considéré comme exercice sur la Médecine. — Brochure in 8º.

TRAITÉ D'HYDROSCOPIE ET DE GÉOSCOPIE. — Recherches psycologiques et physiologiques sur les facultés de voir et sentir l'eau et les métaux dans les profondeurs de la terre. — 1 vol. in-8º.

DE CET ANIMAL DE MAGNÉTISME ET DU SOMNAMBULISME ENCORE PLUS ANIMAL COMPARÉS. — *Lettres d'un rat antique à un rat moderne*, recueillies et mises en ordre par MM. Pou, Peau et Vieille-Loque, Docteurs en Médecine de la Faculté de Paris, Membres de la Commission anti-magnétique, de la Commission anti-orthopédique, Rapporteurs à vie de toutes les commissions anti-scientifiques, anti-catholiques et anti-philosophiques de la Faction Académique et Hétéroclite de Paris.

Sommaire de l'Ouvrage : Livre Ier. — Introduction d'un Rat. — Somnambulisme des Rats de l'antiquité, — Rats Egyptiens, Grecs, Romains. — Admirables facultés de prévision du Rat antique. — Livre II. — Caractère du Rat somnambule. — Ses fonctions dans l'antiquité. — Rats civils ; Rats militaires. — Belles actions de Rats somnambules ; monuments élevés à leur gloire selon Hérodote, Ælien, Pausanias, et autres historiens. — Livre III. — Décadence des Rats ; leur émigration de Rome considérée par les hommes les plus célèbres comme un signe certain de la chute de la République. — Rats du moyen âge ; leur installation dans les caves de l'Académie Royale de Médecine de Paris. — Livre IV. — Découverte du somnambulisme des Rats modernes par les Docteurs Pou, Peau et Vieille-Loque ; Rapport à l'Académie. — Fuite précipitée de tous les Rats somnambules, expliquée par Cicéron comme présage de la ruine de la Médecine parisienne. — Brochure in-8º.

EN VENTE :

ÉTRENNES MAGNÉTIQUES DE 1846, à propos des Congrès de Reims et de Paris en 1845, par une Mouche Parisienne dégoûtée de Congrès, de pain d'épice et de médecine. — Brochure in-8º,   1 fr. 50 c.

REVUE MAGNÉTIQUE, Journal des Faits et des Cures magnétiques et somnambuliques, des Théories, Recherches historiques, Discussions scientifiques et Progrès généraux du Magnétisme en France et dans les pays étrangers. — Tomes 1 et 2 ; première et deuxième année.

Ce Journal paraît une fois par mois. Prix : 24 fr. par an, pour Paris ; 26 fr. pour les Départements.

Bureaux : rue Bréda, 28, avenue Frochot, 3.

PARIS — IMPRIMERIE DE Mᵐᵉ Vᵉ DONDEY-DUPRÉ,
Rue Saint-Louis, 46, au Marais.